L'IDÉE MÉDICALE

DANS

LE ROMAN NATURALISTE

DISCOURS

PRONONCÉ

à la Séance solennelle de l'Inauguration de l'Université de Montpellier

LE 5 DÉCEMBRE 1896

PAR

A. DUCAMP

PROFESSEUR DE PATHOLOGIE INTERNE

A LA FACULTÉ DE MÉDECINE DE MONTPELLIER

MONTPELLIER

JEAN MARTEL AINÉ, IMPRIMEUR DE LA FACULTÉ DE MÉDECINE

boulevard Louis Blanc, 9.

1896

L'IDÉE MÉDICALE

DANS

LE ROMAN NATURALISTE

L'IDÉE MÉDICALE

DANS

LE ROMAN NATURALISTE

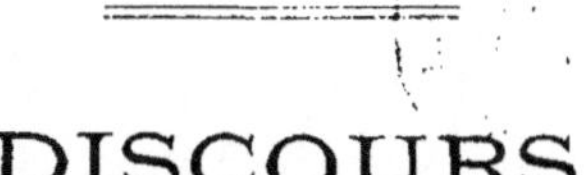

DISCOURS

PRONONCÉ

à la Séance solennelle de l'Inauguration de l'Université de Montpellier

LE 5 DÉCEMBRE 1896

PAR

A. DUCAMP

PROFESSEUR DE PATHOLOGIE INTERNE

A LA FACULTÉ DE MÉDECINE DE MONTPELLIER

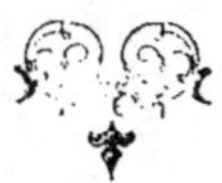

MONTPELLIER

JEAN MARTEL AINÉ, IMPRIMEUR DE LA FACULTÉ DE MÉDECINE

boulevard Louis Blanc, 9.

1896

L'IDÉE MÉDICALE

DANS LE ROMAN NATURALISTE

Monsieur le Recteur,
Mesdames,
Messieurs,

A aucune époque la médecine n'a tenu dans le monde une place aussi considérable qu'aujourd'hui. Elle le doit, pour une part, aux progrès qu'elle a accomplis dans la seconde moitié de ce siècle, aux découvertes dont les noms de Pasteur et de Claude Bernard résument la gloire, et, pour une autre part, à la vulgarisation de ces progrès et de ces découvertes qui, des Académies et des ouvrages spéciaux, ont pénétré jusque dans le grand public.

Des œuvres littéraires, en particulier le roman et surtout le roman naturaliste, ont d'abord donné des connaissances médicales, comme un écho ou un reflet, et ont contribué ensuite, grâce à la toute-puissance du livre, à leur propagation et à leur vulgarisation.

Mais s'il est vrai que la littérature ait subi le contre-coup de cette dispersion de l'idée médicale en dehors des milieux professionnels, je n'ose dire compétents, et s'il est vrai aussi qu'elle ait été l'un des agents de cette dispersion, la médecine a le devoir aujourd'hui de s'enquérir auprès de la littérature de la forme brillante dont elle a revêtu l'idée médicale, les médecins ne pouvant qu'y gagner depuis qu'ils ont désappris le latin, comme elle a le devoir aussi d'apporter quelques restrictions à des généralisations trop hâtives ou à des conceptions trop artificielles, les esprits curieux ne pouvant qu'y gagner, depuis que le silence sur la médecine n'est de mise que dans les seules réunions de médecins.

Une pareille enquête ne peut porter de fruits qu'à la condition de s'adresser aux œuvres littéraires dont les auteurs font profession d'étudier la nature telle qu'elle est, de décrire, avec une probité absolue d'observation, la vie telle qu'elle se présente, aussi bien dans sa sereine beauté physique et dans sa haute beauté morale confinant au génie ou à l'héroïsme, que dans ses affreuses plaies physiques et sa triste laideur morale, monnaie courante du vice et du crime.

Il me semble que c'est là le caractère du roman naturaliste. Or, parmi les auteurs du roman naturaliste, il en est un qui paraît, plus que les autres, avoir emprunté à la médecine : j'ai nommé M. Emile Zola.

Parmi les idées médicales qui ont le plus inspiré l'œuvre de ce célèbre romancier, il convient, en premier lieu, de citer la grande notion de l'hérédité qui a passionné les médecins de toutes les époques. La majeure partie de l'œuvre de Zola, la longue série des Rougon-Macquart, consacrée à l'histoire naturelle et sociale d'une famille, n'est-elle pas, comme ce sous-titre l'indique, le développement littéraire de la notion scientifique de l'hérédité ? Et comme pour marquer le fondement scientifique de son œuvre littéraire, l'auteur a fait figurer, à la première page du *Docteur Pascal*, qui est comme la synthèse de sa doctrine, un arbre généalogique, dont les branches étalées, subdivisées, alignent cinq rangées de larges feuilles, dont chacune porte un nom, une biographie, un cas héréditaire.

Cet arbre généalogique est une véritable thèse de l'hérédité pathologique. Le tronc, la souche commune est occupée par la névrose d'une grande fille détraquée, dont les troubles premiers iront s'aggravant et la conduiront dans un asile d'aliénés, où elle succombera à une congestion cérébrale.

La tare héréditaire pèse sur son fils, Pierre Rougon, qui meurt, lui aussi, d'un congestion cérébrale, après avoir mêlé sa vie, grâce à l'ambition de sa femme, à des tourmentes politiques et à des éclaboussures de sang.

L'hérédité continue son œuvre et à la génération suivante « la meute des appétits » se trouve lâchée : *Son Excellence Eugène Rougon* hérite de la ressemblance physique de son père et de l'ambition de sa mère, il est possédé de « l'appétit souverain du pouvoir », c'est « le grand homme, l'aigle de la famille, dédaigneux, dégagé des vulgaires intérêts, aimant la force pour la force, conquérant Paris en vieilles bottes » et plus tard « passant de la présidence du Conseil d'État à un portefeuille de ministre ».

Tandis que son frère, subissant également l'influence ancestrale, mais un peu différente, hérite de la ressemblance physique de sa mère et de son ambition, mais gâtée par les appétits de son père : c'est le financier Aristide Saccard, le personnage de *l'Argent*, chez lequel « l'appétit se ruait aux basses jouissances, à l'argent..., au luxe, une faim dévorante qui l'avait jeté sur le pavé de Paris, dès le début de la curée chaude, dans le coup de vent de la spéculation à outrance soufflant par la ville, la trouant de tous côtés et la reconstruisant, des fortunes insolentes bâties en six mois, mangées et rebâties », un soif de l'or « dont l'ivresse croissante l'emportait » jusqu'à lui faire vendre son nom. « Et c'était Saccard encore à quelques années de là, qui mettait en branle l'énorme pressoir à millions de la Banque Universelle, Saccard jamais vaincu, Saccard grandi, haussé jusqu'à l'intelligence et à la bravoure de grand financier, comprenant le rôle farouche et civilisateur de l'argent, livrant, gagnant et perdant des batailles en Bourse, comme Napoléon à Austerlitz et à Waterloo, engloutissant sous le désastre un monde de gens pitoyables. »

Voilà bien affirmée l'hérédité directe dans ces ressemblances physiques et morales des enfants et de leurs père et mère, avec la prédominance de l'un ou de l'autre.

Le problème de l'hérédité est encore envisagé dans ses conséquences plus lointaines. Le romancier a voulu nous montrer l'hérédité en retour, c'est-à-dire celle qui reproduit dans le descendant éloigné la ressemblance de l'aïeul en sautant deux ou trois générations, et que pour cette raison l'on désigne sous le nom d'*atavisme*. Et il nous la dépeint dans ce petit-fils du financier Saccard, présentant, apres un intervalle de trois générations, une parfaite ressemblance physique et morale avec l'aïeule qui occupe le tronc de l'arbre généalogique des Rougon.

Voilà bien la science, dira-t-on, avec sa froide précision et ses fatales conséquences ! L'arbre généalogique est dressé, ses branches s'étalent et se subdivisent et chaque rameau, chaque feuille est la représentation d'un cas héréditaire, une invincible fatalité pèse sur les corps et sur les esprits, et l'individu n'est, dans ses manifestations physiques et morales, qu'un chaînon de cette longue trame tissée des aptitudes physiques et morales de ses aïeux. Et l'apôtre de cette science, le médecin doublé du psychologue, penché sur ce tableau pour en déduire les lois, prédira une à une les diverses phases de l'évolution physique et morale de la famille qui est le résumé des sociétés et du monde ; il donnera pour chaque rameau, pour chaque feuille une solution, avec la précision de ce stratégiste que la légende et l'histoire nous représentent gagnant des batailles du fond de son cabinet, à l'inspection d'une carte, à coups d'algèbre !

Il suffit de pousser la conception à ses extrêmes limites pour en montrer la fragilité. Le problème de l'hérédité est autrement complexe, il renferme bien des inconnues, et si c'est l'une des lois qui régissent les corps vivants, elle comporte bien des exceptions. Ne démontrera-t-on pas un jour qu'elles sont aussi communes que cette loi elle-même ? D'ailleurs, la science est moins affirmative et moins riche en précision que le roman. Et le romancier, prévoyant l'objection, a introduit dans sa classification ce qu'il appelle l'innéité et qu'il définit « la combinaison, le mélange chimique où se confondent les caractères physiques et moraux des parents, sans que rien d'eux semble se retrouver dans le nouvel être. » Voilà bien la part faite au doute, et après la précision de l'affirmation, on retrouve la précision du doute. Mais j'avoue comprendre mal l'explication littéraire et j'avoue humblement aussi que, lorsque la médecine traditionnelle enseignait que l'hérédité n'avait rien d'absolu ni de nécessaire, et que nombreuses étaient les causes qui pouvaient en suspendre l'effet, elle parlait un langage plus accessible à l'esprit du médecin.

N'abandonnons pas cet arbre généalogique des Rougon-Macquart, sans y relever d'autres particularités. Dans une autre branche de cette famille, également émanée de la souche commune, l'alcoolisme prédomine :

Le fils d'Adélaïde Fouque qui occupe le tronc de la souche commune, Antoine Macquart, subit l'influence de l'alcoolisme ; il donne naissance à une enfant contrefaite qui, alcoolique à son tour, deviendra la mère d'un peintre de génie, par suite de la transformation de la névrose originelle qui pèse sur cette famille, tandis que d'autres enfants, subissant l'influence héréditaire de l'alcoolisme, tournent à la folie et au crime. « La névrose passe, dit le romancier .... Jacques tue, Claude a du génie. ».... « C'est l'hérédité, la vie même qui pond des imbéciles, des fous, des criminels et des grands hommes. Des cellules avortent, d'autres prennent leur place et l'on a un coquin ou un fou furieux à la place d'un homme de génie ou d'un simple honnête homme ».

Cette phrase synthétise en quelque sorte la question des rapports et du génie et de la folie, mais elle le fait en entrant de plein pied dans le domaine de la théorie, de l'hypothèse et de la discussion. Elle rappelle la doctrine contestée de l'École Italienne, l'affirmation de Lombroso faisant de la folie et du génie des formes de la dégérescence mentale. Mais jamais M. Lombroso n'a songé à assimiler l'homme de génie à un aliéné. « Autant vaudrait, dit M. Richet, dire que le feu et l'eau sont identiques. »

Pour le romancier, le génie et le crime, le vice et la vertu, ne sont que les résultantes des modifications qui se passent dans les cellules du cerveau, et il professe que l'espoir de la science « est de fixer un jour, mathématiquement, les lois des accidents nerveux et sanguins qui se déclarent dans une race, à la suite d'une première lésion organique et qui déterminent, selon les milieux, chez chacun des individus de cette race, les sentiments, les désirs, les passions, toutes les manifestations humaines, naturelles et instinctives, dont les produits prennent les noms de vertus et de vices. »

Voilà bien affirmée la suprématie de la matière et la subordination de l'esprit! La pensée humaine, descendue de son antique et glorieux piédestal, n'est plus que la fonction d'une cellule, et la fonction vaut ce que vaut la cellule, et la cellule vaut ce que les influences héréditaires l'ont faite!

Ah! comme on comprend bien alors cette phrase du *Docteur Pascal*: notre pauvre vieux cheval est de la famille « et, cela est si vrai que, lorsque, maintenant, je le vois à demi aveugle, l'œil vague, les jambes perclues de rhumatismes, je l'embrasse sur les deux joues, ainsi qu'un vieux parent pauvre tombé à ma charge. »

La science est allée encore plus loin que le roman. Et par science je n'entends pas la vérité démontrée et indiscutée, mais j'entends aussi les travaux de chercheurs, que quelques-uns nommeront des pionniers parce qu'ils travaillent sur un sable mouvant pour en fixer les différents aspects. Les doctrines de psychologie physiologique contemporaine de l'École de Strasbourg et de l'École Italienne, ont réduit les fonctions du cerveau à des processus physico-chimiques relevant en dernière analyse de la mécanique. Et le vulgarisateur en France de ces doctrines, M. Jules Soury, a pu écrire : « Dès que l'on a administré la preuve que l'application des principes de la mécanique aux phénomènes de la vie et de la pensée est rigoureusement scientifique, il n'est plus guère légitime de maintenir l'ancienne distinction entre les corps bruts et les corps vivants. Cette barrière, purement arbitraire et qui était « bien plus une création de notre esprit qu'une réalité extérieure », a dit Claude Bernard, est tombée de vétusté. Le mot « vital », comme tant d'autres d'ailleurs, n'est plus qu'une survivance, un souvenir des âges héroïques de la pensée humaine. »

Beaucoup penseront, même parmi les médecins, que nous en sommes encore à ces âges héroïques de la pensée humaine, et que, si quelques-uns des phénomènes qui accompagnent les manifestations de l'intelligence et l'élaboration de la pensée ont pu être mis au jour, l'âme humaine n'a point livré ses secrets à la médecine. A tirer les conséquences scientifiques au-delà de la limite des faits précis et observés, on soulève la négation, la révolte du bon sens. L'édification scientifique, si laborieusement étayée par le romancier, se lézarde sous le doute qu'elle porte en elle-même. Et en face de la science compliquée du médecin du roman, de ce vieillard blanchi par l'âge et par le travail, apportant une théorie scientifique expliquant tout, nous en tenons pour l'intuition naïve d'une enfant s'écriant : « Je suis une âme et tu n'en sais pas plus que moi ! »

Mais M. Zola ne s'en est pas tenu aux vues touchant la texture du cerveau. Il a voulu aller au-delà, et s'appuyant sur les travaux d'antropologie criminelle, il a été amené à noter les malformations signes de dégénérescence mentale, à faire une part aux stigmates du criminel-né. C'est ainsi que l'asymétrie de la face a attiré son attention, et il l'a considérée, avec quelques médecins, comme un signe de dégénérescence. Victor Saccard, qui s'en ira plus tard à l'inconnu du crime, entrant dans un hôpital d'enfants, est accueilli par ces paroles : « Voilà un petit monsieur qui ne sera guère commode, je crois, dit doucement la religieuse. Je me méfie d'eux quand ils n'ont pas la figure d'aplomb. »

On n'en est plus à compter les hommes éminents dans tous les domaines, qui ont présenté une pareille malformation. Cependant la constatation est intéressante au point de vue médical, et le pathologiste le plus sévère pourrait tout au plus émettre l'idée qu'on peut rencontrer l'asymétrie faciale ailleurs que chez le criminel.

C'est, on le voit, la préoccupation constante de faire passer, dans le roman, les enseignements de la médecine sur les fonctions du cerveau et d'essayer d'en pénétrer le mécanisme intime. Troubles premiers de la cellule cérébrale, stigmates anatomiques d'une mauvaise conformation cérébrale, tout y est. Il n'est pas jusqu'à cette grande loi physiologique, qui veut que toute fonction poussée au-delà de ses limites naturelles, arrive à la fatigue et à l'épuisement, dont il ne soit fait application. Et cette loi est vraie pour le cerveau comme pour les autres organes : il perd en énergie ce qu'il gagne en finesse.

Aussi, au moment de l'heure terrible, Maurice, le fils de la bourgeoisie, payera comme la rançon de sa culture acquise et de sa distinction naturelle, par une passagère folie, au cours de laquelle se pervertira la grande notion de la Patrie, tandis que Jean, le paysan devenu soldat, apportant toute sa réserve de force intellectuelle, restera jusqu'au bout « le plus humble et le plus ferme soldat de la *Débâcle* », justifiant peut-être, en cela, cette parole de Michelet, que celui qui cultive son champ « récolte de sa terre une moisson de vertus. »

Toujours guidé par son souci d'analyste des actes cérébraux, M. Zola a été amené à étudier l'influence des agents toxiques qui, venus de l'extérieur, exercent une influence sur les fonctions cérébrales. L'alcoolisme a été l'un des sujets de prédilection de sa documentation, et il en a noté les résultats immédiats et lointains. L'une de ses plus belles pages, au point de vue médical s'entend, est celle qu'il a consacrée à la description de ce que nous appelons en médecine le *delirium tremens*.

La pathologie enseigne que c'est un épisode aigu de l'alcoolisme chronique, survenant sous l'influence de libations plus abondantes que de coutume, et se caractérisant par un délire furieux, marqué d'hallucinations. Et le romancier nous montre l'alcoolique Coupeau, franchissant le parapet du Pont-Neuf, en croyant voir un homme barbu qui lui barrait le chemin. Les hallucinations commençaient ! Conduit dans une cellule matelassée de l'asile Sainte-Anne, il se démène au milieu de la cellule lançant ses poings contre la paroi ou dans le vide, criant sans cesse, et en proie à une insomnie de plusieurs jours. Les hallucinations continuaient. « Est-ce qu'il ne croyait pas apercevoir sur les murs des toiles d'araignées grandes comme des voiles de bateau ! Puis ces toiles devenaient des filets avec des mailles qui se rétrécissaient et s'allongeaient, un drôle de joujou ! Des boules noires voyageaient dans les mailles, de vraies boules d'escamoteur, d'abord grosses comme des billes, puis grosses comme des boulets. Tout d'un coup, il cria :

» Oh ! les rats, v'là les rats, à cette heure.

» C'étaient les boules qui devenaient des rats !... Il y avait aussi un singe, qui sortait du mur, en s'approchant chaque fois si près de lui, qu'il reculait, de peur d'avoir le nez croqué. Brusquement ça changea encore ; les murs devaient cabrioler, car il répétait, étranglé de terreur et de rage :

» C'est ça... Ils ont mis une machine derrière le mur... Je l'entends bien, ils vont nous faire sauter... On crie au feu ! voilà que ça flambe... »

Voilà bien décrit le délire des alcooliques, avec ses hallucinations et ses visions terrifiantes d'animaux ; ce que l'on appelle en clinique les *zoopsies*.

Mais si les visions d'animaux font partie du délire des alcooliques, les objets de la profession sont souvent évoqués aussi pendant ce délire, et c'est ce que l'on désigne sous le nom de *délire professionnel.* Ce délire professionnel est l'une des caractéristiques du tableau clinique du *delirium tremens* ; et l'alcoolique de M. Zola n'a garde d'y échapper ; aussi, après les effrayantes visions d'animaux, est-il indiqué « qu'il s'imaginait être sur un toit en train de poser des plaques de zinc. Il faisait le soufflet avec sa bouche, il remuait les fers dans le réchaud, se mettait à genoux, pour passer le pouce sur les bords du paillasson, en croyant qu'il le soudait. »

Et comme si ce tableau du *delirium tremens* avait été écrit pour servir à l'enseignement, ou pour s'exposer un jour à la critique de quelque pathologiste chagrin, il n'est pas jusqu'à l'élément du pronostic qui n'ait été envisagé. Et nous le trouvons dans la bouche même du médecin du roman ; écoutons plutôt : « Le médecin se frottait le nez avec le doigt, un tic qui lui était sans doute habituel en face des cas graves. Il se tourna vers l'interne, lui demanda à demi-voix :

» Et la température, toujours quarante degrés, n'est-ce pas ? » Or la pathologie enseigne, depuis les travaux de M. Magnan, que si le *delirium tremens* est accompagné d'une température qui dépasse trente-neuf degrés, la situation devient très grave et le malade succombe. Celui de M. Zola ne pouvait faire autrement.

D'autres influences peuvent encore modifier les fonctions du cerveau ; on sait à quelle lucidité vraiment extraordinaire peut atteindre l'intelligences des phtisiques, quand la maladie touche à sa fin, et le romancier nous montre ce pauvre Sigismond, miné par la phtisie, et poursuivant avec une implacable persévérance je ne sais plus quel rêve d'organisation et de rénovation sociale.

Les fonctions du cerveau ! Voilà bien le vaste champ médical, où M. Zola a puisé.

Ses investigations ne se sont pas limitées à ce domaine, et de nombreux chapitres de la pathologie se retrouvent dans son œuvre ; mais ils n'y jouent guère qu'un rôle secondaire, et quelque remarquable que soit la description de l'angine de poitrine, ou des pustules de la variole, quelque fantaisiste que soit le récit de la combustion spontanée de cet alcoolique, dont la chair saturée de boisson brûle en se réduisant à un petit tas de cendre, ils ne sont en somme que des documents médicaux n'intéressant en rien la notion directrice du roman et ils ne constituent pas l'idée médicale de l'œuvre !

Une lecture attentive de l'œuvre de Zola éveille toujours chez le médecin l'étonnement d'y rencontrer tant de faits médicaux. Mais on ne doit pas oublier que le souci de la documentation médicale se trouvait à l'origine même du roman naturaliste, et que Flaubert, qui l'avait fondé et s'en défendait en se disant romantique, avait consacré dans *Madame Bovary* de belles pages à l'opération de la ténotomie et à l'empoisonnement par l'arsenic.

Ceux que M. Ferdinand Brunetière appelle de faux naturalistes, les Goncourt, ont fait une grande place dans leurs livres à la maladie de cœur, à la folie, à l'hystérie surtout, et ont noté sur le vif, ou pour mieux dire sur le vivant, l'évolution de ces pleurésies qui précèdent la tuberculose pulmonaire et que nous appelons en médecine les pleurésies prétuberculeuses.

Celui qui a été surtout un impressioniste, M. Daudet, a noté quelque part que les maladies du cœur étaient héréditaires, et a doté l'un de nos confrères du roman d'un talent de diagnostic peu commun, en lui faisant affirmer la phtisie pulmonaire rien qu'à l'examen d'une « main maigre où les ongles bombent, s'enlèvent au dessus des doigts, comme prêts à se détacher. » C'est le doigt hippocratique, si souvent rencontré en clinique, et pour lequel le qualificatif indique tout au moins qu'il ne s'agit pas d'une récente acquisition de la médecine.

Celui que M. Brunetière appelait autrefois un petit naturaliste, M. de Maupassant, a subi lui aussi cette influence de la médecine ; il nous a intéressé à la psychologie du crime et nous a montré les confins du bon sens et de la folie.

Mais, dans le roman naturaliste, nulle part la pathologie n'est plus débordante que dans l'œuvre de M. Zola. Ailleurs le fait médical est surtout documentation, tandis que chez l'auteur des *Rougon-Macquart* le fait médical devient une grande doctrine scientifique, une idée directrice de l'œuvre. Que l'on retranche la notion de l'hérédité, avec ses conséquences physiologiques et pathologiques, et la série des Rougon-Macquart manque d'assise et de signification scientifiques !

Ces emprunts à la médecine pourront paraître à quelques-uns la caractéristique d'un talent ou d'une école ; elles constituent plutôt la marque distinctive d'une époque. Ne voyons-nous pas, en effet, hors du naturalisme, ce charmeur épris d'idéal, Pierre Loti, peindre l'agonie d'une négresse en guenilles au fond d'un taudis sombre de Stamboul ?

Si donc la médecine a pris une si grande place dans la littérature de ce temps, on peut se demander ce que l'une et l'autre y ont gagné.

Je ne crois pas qu'on dise que la médecine a créé une littérature et moins encore que la littérature a créé une médecine. Mais l'on pourra penser que grâce à cette littérature, si pleine de médecine, se refera un jour cette grande génération de médecins aujourd'hui disparus et qui furent en même temps des savants et des lettrés.

Quant à la littérature et au roman, ils ont reçu de la médecine ce qu'elle donne toujours à ce qui vit, c'est-à-dire un peu de force et d'énergie, tantôt en apparence, tantôt en réalité ; mais c'est une avare qui ne prête que pour un temps, et lorsque le présent est devenu le passé, il ne reste plus que le souvenir de son action. Aussi, quand le roman naturaliste aura cessé d'être actuel, il portera avec lui le souvenir de la médecine d'une époque, et si cette médecine se modifie, grâce à ses incessants progrès, quelque critique acerbe, éclose en un esprit chagrin, pourra trouver là la preuve qu'il aura vieilli.

En entendant formuler cette opinion, on s'étonnera peut-être de voir un médecin se documenter dans la littérature et dans le roman. Mais au moment même où une loi groupe sous le nom d'Université les diverses branches de l'Enseignement Supérieur, il paraît bon de marquer cette union de la science et de la littérature. Aussi bien est-elle dans les traditions de cette vieille Université de Montpellier, qui compte déjà six siècles d'existence ou, pour mieux dire, six siècles de gloire.

www.ingramcontent.com/pod-product-compliance
Lightning Source LLC
LaVergne TN
LVHW052040160826
845678LV00003B/1453
9782329640181